BEI GRIN MACHT SICH IHR WISSEN BEZAHLT

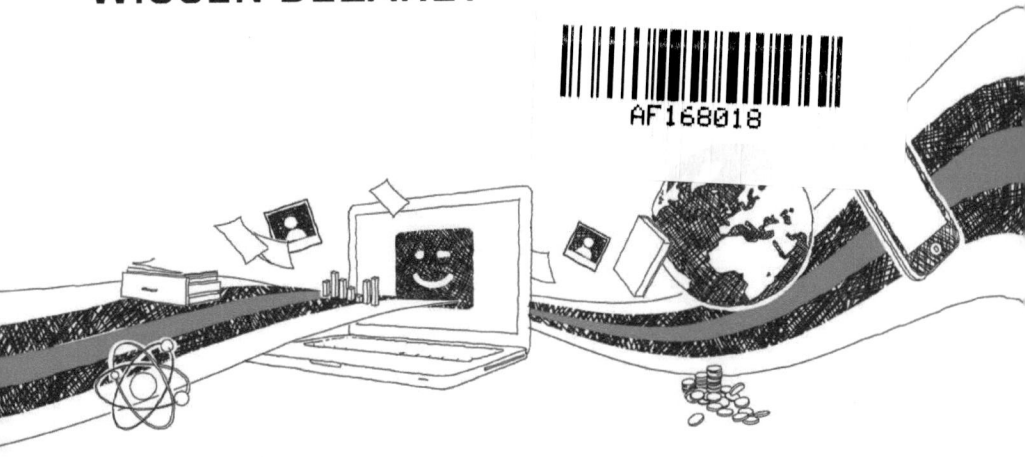

AF168018

- Wir veröffentlichen Ihre Hausarbeit,
  Bachelor- und Masterarbeit

- Ihr eigenes eBook und Buch -
  weltweit in allen wichtigen Shops

- Verdienen Sie an jedem Verkauf

Jetzt bei www.GRIN.com hochladen und kostenlos publizieren

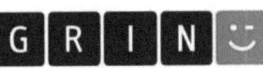

Primärprävention von Bewegungsmangel und dessen Folgeerkrankungen durch Cardiofitness

Daniela Mayr

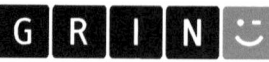

Bibliografische Information der Deutschen Nationalbibliothek:

Die Deutsche Nationalbibliothek verzeichnet diese Publikation in der Deutschen Nationalbibliografie; detaillierte bibliografische Daten sind im Internet über http://dnb.d-nb.de abrufbar.

ISBN: 9783346280565
Dieses Buch ist auch als E-Book erhältlich.

© GRIN Publishing GmbH
Nymphenburger Straße 86
80636 München

Druck und Bindung: Books on Demand GmbH, Norderstedt Germany
Gedruckt auf säurefreiem Papier aus verantwortungsvollen Quellen

Das vorliegende Werk wurde sorgfältig erarbeitet. Dennoch übernehmen Autoren und Verlag für die Richtigkeit von Angaben, Hinweisen, Links und Ratschlägen sowie eventuelle Druckfehler keine Haftung.

Das Buch bei GRIN: https://www.grin.com/document/944990

Deutsche Hochschule für

Prävention und Gesundheitsmanagement

Hermann Neuberger Sportschule 3

66123 Saarbrücken

Bitte ankreuzen:

_x_ **Hausarbeit**

Name, Vorname.	Daniela Mayr
Modul:	Konzepte & Strategien der individuellen Gesundheitsförderung
Studiengang:	Gesundheitsmanagement WS17
Datum Präsenzphase:	24.02.2020 - 26.02.2020
Studienort:	München

Inhaltsverzeichnis

1 Grundlegende Informationen zur Präventionsmaßnahme

In der folgenden Arbeit wird ein Kursprogramm zur Primärprävention anhand der Leitlinien des §§20 und 20a SGB5 erarbeitet. Geene und Reese definieren in ihrem Buch die Primärprävention als „generelle Vermeidung auslösender oder vorhandener Teilursachen (darunter: Risikofaktoren) bestimmter Erkrankungen oder ihre individuelle Erkennung und Beeinflussung" (2017, S. 74). Individuen sollen durch den Kurs befähigt werden, durch das eigene Verhalten Einfluss auf ihre Gesundheit zu nehmen. Wie relevant jenes für die Gesundheitsförderung ist, lässt sich anhand des Modells von Dahlgran und Whitehead (2007, S. 11) in Punkt 1.3.2 aufzeigen.

1.1 Bezeichnung des Kursangebotes

Der Kurs trägt den Titel „Dein Herz schlägt für die Zukunft - Cardiofitness". Der Titel soll erste Informationen über das Angebot liefern. So erhält der Leser direkt die Angabe, dass es sich um ein Ausdauertraining handelt, welches der Verbesserung der Herz-Kreislaufleistung dient. Mit dem Wort „Zukunft" soll hervorgehoben werden, dass vorbeugend für ein lebenswertes altern gearbeitet wird. Gleichzeitig soll durch den Kursname eine Selbstreflexion ausgelöst werden, indem der Leser sein Gesundheitsverhalten reflektiert und mögliche Defizite erkennt, um im Anschluss aktiv zu werden. Dadurch soll die Akzeptanz von gesundheitsfördernden Maßnahmen beim Einzelnen erhöht und stabilisiert werden.

1.2 Handlungsfeld und Präventionsprinzip

Der Kurs stellt eine Primärprävention von Bewegungsmangel und dessen Folgeerkrankungen dar. Umgesetzt wird die Maßnahme in Form eines gesundheitsorientierten Herz-Kreislauftrainings. Demnach wird der Kurs nach dem Leitfaden Prävention des GKV-Spitzenverbandes (2018) in das Handlungsfeld „Bewegungsgewohnheiten" eingeordnet. Das Konzept wurde unter dem Präventionsprinzip „Reduzierung von Bewegungsmangel durch gesundheitssportliche Aktivität" eingeordnet.

3

1.3 Bedarf

Dass es in Deutschland einen großen Bedarf an Bewegungsförderung in der Gesellschaft gibt, sollen die nachfolgenden Punkte beleuchten. Jedoch kann der Bedarf nicht gleichgestellt werden mit einem Bedürfnis. Konkreter heißt das, dass trotz bestehender Notwendigkeit, viele Betroffene dem Bedarf nach einem Mehr an Bewegung nicht nachkommen und sich dadurch auf Dauer gesundheitsschädlichen Risiken und Folgen aussetzen.

1.3.1 Epidemiologische Daten

Im Journal of Health Monitoring (2017, S. 37) wurde eine vom Robert-Koch-Institut durchgeführte bundesweite Befragungsstudie namens GEDA 2014/2015-EHIS veröffentlicht. Diese wird seit mehreren Jahren regelmäßig durchgeführt und befragt die erwachsene Bevölkerung in Deutschland zur ihrem Gesundheitszustand und -verhalten. Die Angaben wurden anschließend mit den Bewegungsempfehlungen der Weltgesundheitsorganisation gegenübergestellt. Hierbei wurde unterschieden zwischen wöchentlicher Ausdaueraktivität und Aktivität zur Muskelkräftigung. Die nachfolgenden Ergebnisse weisen auf ein hohes Potenzial für die Bewegungsförderung hin.

Tab. 1: Ergebnisse GEDA 2014/2015-EHIS nach Altersgruppe (2017, S. 39-40, eigene Darstellung)

Alters-gruppen:	18-29 Jahre	30-44 Jahre	45-64 Jahre	Über 65 Jahre	Gesamt
Empfehlungen:					
2,5 h Ausdauer Frauen	45,2 %	38,8 %	47,8 %	35,6 %	42,6 %
2,5 h Ausdauer Männer	56,7 %	44,8 %	45,6 %	48,3 %	48,0 %
Ausdauer und Kräftigung nach WHO Frauen	25,8 %	16,3 %	22,7 %	17,4 %	20,5 %
Ausdauer und Kräftigung nach WHO Männer	35,8 %	22,6 %	21,1 %	23,6 %	24,7 %

Erkennbar ist, dass Frauen im Gesamten die Empfehlungen der Weltgesundheitsorganisation deutlich seltener erreichen als Männer. Jedoch reduziert sich der Anteil der aktiven Männer bereits ab dem 30. Lebensjahr bis ins hohe Alter kontinuierlich. Bei den Frauen kommt es dagegen erst ab dem 45. Lebensjahr zu einem stetigen absinken der körperlichen Aktivität. Somit weisen beide Geschlechter ab dem mittleren Lebensalter einen erhöhten Präventionsbedarf auf. Ebenfalls wurde festgestellt, das der Bildungsstatus Auswirkungen auf das Bewegungsverhalten hat, je höher dieser ist, desto häufiger wird einer

Ausdauer- oder Kraftaktivität nachgegangen (2017, S. 42). Folglich besteht somit bei sozial Schwachen oder Menschen mit niedrigerem Bildungs- oder Berufsstatus ein erhöhter Bedarf an Bewegung.

1.3.2 Ursachen und Risikofaktoren

Das Gesundheit und das individuelle Verhalten eng miteinander verbunden sind, zeigt das bereits genannte Modell von Dahlgren und Whitehead (2007). In der Abbildung ist erkennbar, dass eine Vielzahl an Einflussfaktoren auf unsere Gesundheit einwirken. Neben biologischen Faktoren und Umwelteinflüssen, trägt auch eine gesundheitsfördernde Lebens- und Verhaltensweise zur Erhaltung oder Verbesserung der Gesundheit bei. Im Umkehrschluss heißt das aber auch, dass unser individuelles aber beeinflussbares Fehlverhalten gravierende physische und psychische Schäden hervorrufen kann.

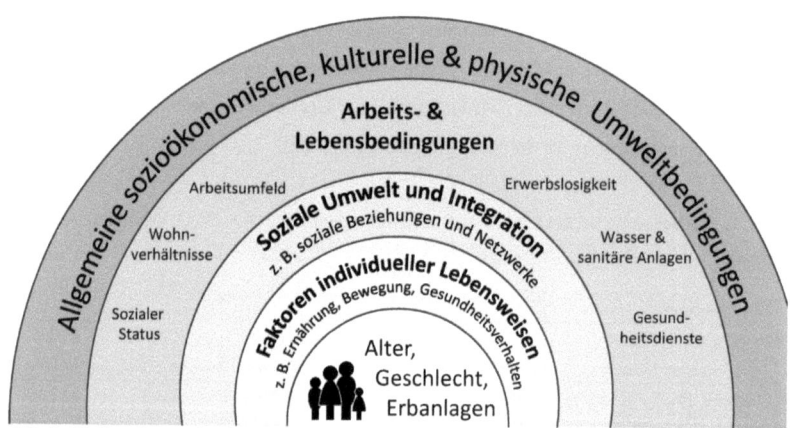

Abb. 1: Einflussebenen der Gesundheit (Dahlgren & Whitehead, 2007, S. 11)

Wie schwerwiegend gesundheitsschädigendes Verhalten sich auf Dauer auswirken kann, erklären Heidrich et al. (2003, S. 445) in der Zeitschrift für Kardiologie näher. Als die drei klassischen aber beeinflussbaren Risikofaktoren von koronaren Herzerkrankungen nennen sie: Hypertonie, Hypercholesterinämie und Rauchen. Wären diese Faktoren nicht vorgelegen, so Heidrich et al. (2003, S. 445) hätten knapp 60% aller Herzinfarkte vermieden werden können. Neben verhaltensbedingten Ursachen scheint aber auch der Wandel

5

der Zeit eine Rolle zu spielen. Denn in den meisten Ländern der Welt ist ein stetiger Anstieg der Bevölkerung und gleichzeitig eine Überalterung zu verzeichnen. Der Anteil der sitzenden Bevölkerung bedingt durch den technologischen Fortschritt weist ebenfalls eine steigende Tendenz auf. Die Notwendigkeit sich zu bewegen nimmt stetig ab, ob im Beruf oder im Haushalt, ersetzen moderne Technologien den Mensch und dessen Leistungsfähigkeit (Haskell, 2000, S. 930). Aufgrund der Computer- und Kommunikationstechnologie, besteht kaum noch die Notwenigkeit sich von seinem Arbeitsplatz zu entfernen, jegliche Aktivitäten können vom Schreibtisch aus erledigt werden. Die kontinuierliche Aussetzung dieser geringen Aktivität, kann über Monate oder Jahre erhebliche gesundheitliche Auswirkungen zur Folge haben (Haskel, 2000, S. 931). Diese physischen aber auch wirtschaftlichen Konsequenzen werden unter Punkt 1.3.3 näher beleuchtet.

1.3.3 Mögliche Auswirkungen

Angesichts der in Punkt 1.3.1 beschriebenen Mangelbewegung von über 50% der deutschen erwachsenen Bevölkerung, wird von verschiedensten Zukunftsproblemen ausgegangen. Hierunter fallen entstehende Kosten durch Arbeitsausfälle, sowie Erkrankungen und frühzeitige Sterblichkeit. Näher spezifiziert, heißt es, dass 6% aller Koronarerkrankungen, 7% der Fälle von Diabetes mellitus Typ 2 sowie 10 % aller Erkrankungen an Dickdarm- und Brustkrebs durch Bewegungsmangel bedingt sind (Rabast, 2018, S. 50). Ebenfalls heißt dass, das all diese Krankheiten vermeidbar wären, würde das Individuum den beeinflussbaren Risikofaktor des Bewegungsmangels verändern.

1.4   Wirksamkeit

Die Bundeszentrale für gesundheitliche Aufklärung (2016) gibt zentrale Handlungsempfehlungen für Bewegung und Bewegungsförderung bei Erwachsenen vor,. Bei ihren Empfehlungen handelt es sich um evidenzbasierte Aussagen, welche sie in einem Sonderheft der „Forschung und Praxis der Gesundheitsförderung" veröffentlicht haben. In der folgenden Tabelle werden diese Empfehlungen in Kurzform übersichtlich dargestellt. Ebenfalls wird deren Nutzen für die zu planende Präventionsmaßnahme erörtert.

Tab. 2: Zentrale Handlungsempfehlungen (2016, Bundeszentrale für gesundheitliche Aufklärung, eigene Darstellung)

Vollständiger bibliografischer Nachweis	Bundeszentrale für gesundheitliche Aufklärung (2016). *Nationale Empfehlungen für Bewegung und Bewegungsförderung. Forschung und Praxis der Gesundheitsförderung - Sonderheft 03.* Köln: Rütten Alfred & Pfeifer Klaus.
Darstellung der zentralen evidenzbasierten Handlungsempfehlungen zur Prävention	Um die Gesundheit zu erhalten und umfassend zu fördern, gelten folgende Mindestempfehlungen: • Erwachsene sollten möglichst mindestens 150 Minuten/Woche ausdauerorientierte Bewegung mit moderater Intensität durchführen (z. B. 5 x 30 Minuten/Woche), *oder* • mindestens 75 Minuten/Woche ausdauerorientierte Bewegung mit höherer Intensität durchführen, *oder* • ausdauerorientierte Bewegung in entsprechenden Kombinationen beider Intensitäten durchführen • und dabei die Gesamtaktivität in mindestens 10-minütigen einzelnen Einheiten verteilt über Tag und Woche sammeln (z. B. mindestens 3 x 10 Minuten/Tag an fünf Tagen einer Woche). • Erwachsene sollten zusätzlich muskelkräftigende körperliche Aktivitäten an mindestens zwei Tagen pro Woche durchführen. • Erwachsene sollten lange, ununterbrochene Sitzphasen meiden und nach Möglichkeit das Sitzen regelmäßig mit körperlicher Aktivität unterbrechen. (BZgA, 2016)
Erläuterung der Bedeutung der Handlungsempfehlungen für die geplante Präventionsmaßnahme	Die Handlungsempfehlungen geben Anhaltspunkte über den gesundheitlichen Nutzen von körperlicher Aktivität im allgemeinen Sinne aber auch im konkreten Sinne. Konkret werden Leitlinien zu folgenden Themen gegeben: - Umfang körperlicher Aktivität - Dauer und Häufigkeit der einzelnen Einheiten - Intensität körperlicher Aktivität - Art der körperlichen Aktivitäten - Bedeutung langer Sitzperioden Durch diese Vorgaben, kann ein Kursangebot gestaltet werden, welches sich an evidenzbasierten Empfehlungen orientiert.

1.5 Zielgruppe

Anhand verschiedenster Merkmale wird nun eine Zielgruppe definiert. Eine umfassende Eingrenzung ermöglicht im späteren Prozess eine konkretere Interventionsplanung sowie einheitliche Interventionsziele.

Tab. 3: Einordnung der Zielgruppe (eigene Darstellung)

Soziodemografische Merkmale	
Alter	30-64
Geschlecht	Frauen und Männer ohne behandlungsbedürftige Erkrankungen
Sozialstatus	
Bildungsgrad/Berufliche Stellung	Jeder Sozialstatus, besonders jedoch sozial benachteiligte Personen, offener Kurs
Gesundheitsrisiken/-belastungen	
Vorerkrankungen	Keine (Primärprävention)
Mögliche vorhandene Risikofaktoren	Bewegungsmangel, Übergewicht, Rauchen, Distress
Bewegungsverhalten	vorhandener Bewegungsmangel (unter 3x30 Min. in der Woche)
Kontraindikationen	
Dekompensierte Herz-Kreislauferkrankungen Lungenerkrankungen	

Die Tabelle „Einordnung der Zielgruppe" gibt Auskunft über diverse Aspekte, welche die Zielgruppe aufweisen soll. Zuerst wird auf soziodemografische Merkmale wie das Alter und das Geschlecht eingegangen. Die Altersspanne wurde aufgrund der nachgewiesenen Aktivitätsabnahme ab dem 30 Lebensjahr bei Männern, sowie ab dem 45 Lebensjahr bei Frauen gewählt. Jedoch weisen Frauen einen höheren Handlungsbedarf auf als Männer, dennoch zeigt sich bei beiden Geschlechtern ein signifikantes Bewegungsdefizit, weshalb beide Geschlechter in die Maßnahme mit einbezogen werden (RKI, 2017, S. 39-40). Für den Kriterium des Sozialstatus wurden Erkenntnisse der GEDA Studie des Robert-Koch-Instituts (2017, S. 42) herangezogen. Diese weist darauf hin, dass Menschen mit niedrigerem Bildungsniveau einen erhöhten Bewegungsmangel aufweisen. Gleichgesetzt wird hier auch eine niedrigere berufliche Stellung bzw. Arbeitslosigkeit. Auch wenn der soziale Status für die geplante Präventionsmaßnahme nicht von Relevanz ist, sollen besonders sozial Schwache aufgrund des erhöhten Bedarfes damit angesprochen werden. Im Bereich der Gesundheitsbelastungen und -risiken wird festgelegt, dass die Teilnehmer keine

Vorerkrankungen haben dürfen, da es sich hierbei um eine Primärprävention handelt. Das Vorhandensein von diversen Risikofaktoren, wie Übergewicht, Rauchen, Disstress sowie Bewegungsmangel ist erlaubt. Zudem sollten die Teilnehmer besonders im Bereich der Bewegung ein Defizit aufweisen, welches es zu beseitigen gilt. Ihr Aktivitätslevel sollte unter 3x30 Minuten in der Woche liegen. Im letzten Schritt werden Kontraindikationen genannt, hierunter fallen alle dekompensierten Herz-Kreislauferkrankungen sowie alle Lungenerkrankungen (Bode, 2008, S. 192).

1.6   Ziele der Maßnahme

Unter Berücksichtigung der anvisierten Zielgruppe sowie den erhobenen Daten zum Gesundheitsproblem, werden nachfolgend drei übergeordnete Ziele, welche mit der Präventionsmaßnahme erreicht werden sollen definiert. Die Darstellung der einzelnen Ziele erfolgt mit dem Schema Inhalt, Ausmaß, Zeit.

Tab. 4: Ziele der Maßnahme (eigene Darstellung)

Nr.	Inhalt	Ausmaß	Zeit
1	Steigerung des körperlichen Aktivitätsverhaltens	Auf mindestens 150 Minuten moderate körperliche Aktivität pro Woche	8 Wochen
2	Stärkung des Gesundheitsverhaltens	Die Teilnehmer weisen ein erhöhtes Wissen auf, welches ihr Gesundheitsverhalten positiv beeinflusst	8 Wochen
3	Senken der Ruheherzfrequenz	Um 2 Schläge pro Minute	8 Wochen

1.6.1   Ziel 1

Das erste Ziel, ist die Steigerung der körperlichen Aktivität. Das Ausmaß in welchem diese betrieben werden soll, orientiert sich an einer Vorgabe der Bundeszentrale für gesundheitliche Aufklärung (2016). Diese weist in in ihren „Nationalen Empfehlungen für Bewegung und Bewegungsförderung" darauf hin, dass Erwachsene mindestens 150 Minuten wöchentlich einer moderaten Ausdaueraktivität nachgehen sollen. Hierdurch soll das Hauptproblem der Zielgruppe, der Bewegungsmangel, direkt in Angriff genommen werden.

1.6.2 Ziel 2

Die im Kurs gelehrten theoretischen Inhalte, sollen den Teilnehmern ein Basiswissen vermitteln. Dieses erlernte Wissen soll sie dazu befähigen, eigenständig ein positives Gesundheitsverhalten zu praktizieren. Die Vermittlung theoretischer Trainingsgrundlagen, Bewegungsempfehlungen sowie die integrierte Stärkung der Volition und die Ansprache von Alltagsbarrieren ermöglichen den Teilnehmern sich konstant aktiv zu halten.

1.6.3 Ziel 3

Ziel ist es, die Ruheherzfrequenz der Teilnehmer über den Zeitraum von acht Wochen um zwei Schläge in der Minute zu senken. Muster und Zielinski (2006, S. 27) schreiben von nachgewiesenen Adaptionen der Herzfrequenz und dass diese bereits bei einer niedrigen Trainingsintensität von 50-60% der maximalen Herzfrequenz eintreten. Sie berufen sich hierbei auf eine Studie, in welcher innerhalb von sechs Monaten eine Senkung der Herzfrequenz von 5-9 Schläge in der Minute nachgewiesen wurde. Für den geplanten Zeitraum des Kursprogramms kann dadurch von einer Herzfrequenzsenkung von zwei Schlägen pro Minute ausgegangen werden.

2 Inhaltlich-organisatorische Grobplanung des Kursprogramms

Nachfolgend wird die Grobplanung des Kursprogramms näher dargestellt. Da der Leitfaden Prävention des GKV-Spitzenverbands (2018, S. 55) danach verlangt, dass Konzepte nachhaltig wirken wurden theoretische und praktische Inhalten kombiniert, welche der Integration des Gelernten in den Alltag dienen. Ebenfalls wurden alle zu berücksichtigenden Kriterien für die Struktur- und Prozessqualität sowie die Anbieterqualifikation dem Leitfaden entnommen. Bei der Planung der konkreten Kursinhalte wurden die formulierten Maßnahmenziele berücksichtigt. So sollen die Teilnehmer die Bewegungsempfehlungen der BzGA (2018) praktisch sowie theoretisch erlernen um diese nach Kursende selbstständig umsetzen zu können. Beachtet wurde hierbei, dass sie Ausdauer- und Krafteinheiten kennenlernen, da die Empfehlungen die Kombination beider vorgeben. Ebenfalls lernen die Teilnehmer verschiedene Trainingsintensitäten praktisch sowie deren Hintergründe theoretisch kennen. Auch hier wurde sich an den Empfehlungen der BzGA orientiert, welche zu Trainingseinheiten verschiedener Intensitäten anrät. Ebenfalls werden die geplanten Ziele theoretisch und praktisch abgedeckt um zu guter letzt die bearbeiteten Bereiche evaluieren zu können.

Tab. 5: Grobplanung des Kursprogrammes (eigene Darstellung)

Kursinhalte	**Theoretische Inhalte:** - Teilnehmer-Aktiv-Aufgaben - Ausdauer-Trainngsmethoden - Bewegungsempfehlungen & Folgen von Bewegungsmangel - Barrieren im Alltag und Alltagstransfer von körperlicher Aktivität - Individuelle Ziel- und Maßnahmenplanung - Wirkung von körperlicher Aktivität auf die physische & psychische Gesundheit - Selbstwirksamkeit - Eigenständiges aktiv bleiben **Praktische Inhalte:** - Ausdauertest nach WHO - Ausdauertraining (intensiv und extensiv) - Ausdauerzirkel mit Equipment (Hanteln, Step-Bretter, Kettlebells) - Dehntraining (statisch und dynamisch) - Koordinationstraining (Gleichgewicht und Reaktionsfähigkeit) - Faszientraining - Lauftraining im Freien
Kursdauer	8 Wochen
Kurseinheiten	1 Einheiten zu je 60 Minuten
Zeitaufteilung Theorie/Praxis	**Praxis gesamt 40 Minuten:** - Aufwärmen (10 Minuten) - Hauptteil (20 Minuten) - Abwärmen (10 Minuten) **Theorie gesamt 20 Minuten:** - Begrüßung & Theorie (15 Minuten) - Organisatorisches & Verabschiedung (5 Minuten)
Teilnehmerzahl	Mindestens: 6 Maximal: 15
Benötigte Ressourcen	- Gymnastikraum & Trainingsfläche - Seminarraum & Diagnostikbereich - Ausdauergeräte (Fahrradergometer, Crosstrainer) - Trainingsequipment: Hanteln, Bälle, Bosuball, Kettlebells, Step-Bretter - Musikanlage und Musik - Gymnastikmatten - Stühle, Tische - Schreibutensilien, Handouts, Teilnehmer-Aktiv-Aufgaben

	- Materialien für Diagnostik
Kursleiter	Fachkraft mit staatlich anerkannten Berufs- oder Studienabschluss im Bereich Bewegung: - Sportwissenschaftler - Physiotherapeuten - Sport- und Gymnastiklehrer - Ärzte
Kursanbieter	Kursanbieter ist das Studio Impuls in 6850 Dornbirn, Österreich. Der geplante Kurs findet in Seminarräumen der Volkshochschule Götzis statt.

3 Inhaltlich-methodische Detailplanung des Kursprogramms

Die im Folgenden tabellarisch dargestellte Detailplanung definiert Inhalte, Ziele und Methodik von insgesamt acht Kurseinheiten, welche sich über acht Wochen erstrecken. In den jeweiligen Einheiten werden verschiedene Themen theoretisch und praktisch erarbeitet und durchgeführt. So soll innerhalb von zwei Monaten eine Basis geschaffen werden, mit welcher die Teilnehmer im Anschluss selbstständig aktiv werden können. Zu Beginn, wird das Augenmerk auf das Gegenseitige kennenlernen und den Aufbau einer positiven Beziehungsebene gelegt. Durch eine Vorstellungsrunde und ein anschließendes Kennenlernspiel soll das Eis gebrochen werden. Informationen über den Kurs, dessen Ablauf sowie Ziele und Inhalte, sollen bei den Teilnehmern für Sicherheit und Struktur sorgen. Jede Kurseinheit beläuft sich auf 60 Minuten, hiervon werden 20 Minuten für die Theorie genutzt und 40 Minuten für die praktische Durchführung. Die theoretischen Inhalte sowie praktische Übungen werden als Frontalunterricht übermittelt. Damit die Gruppe gemeinsam aktiv wird, werden im Theorieteil Gesprächsrunden und Diskussionen stattfinden, welche einen Erfahrungsaustausch ermöglichen sollen. Die jeweiligen Praxiseinheiten finden als gruppenbasiertes Training statt, Kurseinheiten auf der Gymnastikmatte finden in Form eines Innenstirnkreises statt, wodurch die Dynamik in der Gruppe positiv beeinflusst werden soll (Voelker, 2011, S.123). Nach dem ersten Kennenlernen, geht es in der folgenden Kursstunde mit dem Thema Ausdauer-Trainingsmethoden weiter, es soll der erste Wissenaufbau stattfinden. Gleichzeitig bekommen die sie die erste Teilnehmer-Aktiv-Aufgabe, diese werden von ihnen selbstständig zuhause durchgeführt und in einem

Aktiv-Tagebuch festgehalten. In der jeweils darauffolgenden Kursstunde werden die wöchentlichen Aufgaben in der Gruppe besprochen und die Erreichung evaluiert. Gleichzeitig kann hier ein Erfahrungsaustausch stattfinden, bei welchem eventuelle Probleme und Barrieren interaktiv von den Teilnehmern identifiziert und gelöst werden. Um den Kurs ganzheitlich zu gestalten, wurde bei der Planung der Praxisinhalte darauf geachtet, dass alle motorischen Fähigkeiten mindestens einmal angesprochen und praktiziert werden. Jedes Individuum soll auf die verschiedensten Arten den Körper spüren lernen und für sich passende Trainingsmethoden herausfiltern. In der dritten Kursstunde wird das Thema „Gesundheitsförderliche Aspekte von Ausdauertraining" aufgefasst. Diese Stunde soll ein Augenöffner sein, welcher den hohen Bedarf an mehr Bewegung darstellt und gleichzeitig ein Bedürfnis zu mehr Bewegung hervorrufen. Um den Teilnehmern beim Transfer in den Alltag zu helfen, wird die Umsetzung in der vierten Stunde näher besprochen. Woraufhin die Teilnehmer in der fünften Stunde Eigeninitiative zeigen dürfen und selbst in Aktion treten, hier sollen sie Ziele und Maßnahmen für sich selbst planen. Sie sollen befähigt werden, sich in Zukunft selbstständig zu helfen und Lösungsansätze zu gestalten. Im sechsten Kurs wird näher auf das Thema „psychische Gesundheit durch sportliche Aktivität" eingegangen, welches auch als Grundlage für die siebte Einheit dienen soll. In dieser soll ein Appell an die Volition der Individuen stattfinden, welche ihnen langfristig die Zielerreichung erleichtern soll. Diese Themen wurden mit Bedacht erst gegen Kursende eingebaut, da es sich hierbei zumeist um privatere Themen handelt, welche es leichter zu behandeln fällt, wenn eine positive Beziehungsebene innerhalb der Gruppe und mit dem Kursleiter vorliegt. Die letzte Stunde soll den Kurs abrunden, hierbei findet nochmals ein Alltagstransfer statt. Das Training wird in die Natur verlagert und soll den Teilnehmern zeigen, dass ohne aufwändiges Equipment Sport überall möglich ist. Gleichzeitig werden sie über Folgeangebote informiert und eine Evaluation findet statt, dadurch sollen sie motiviert werden am Ball zu bleiben.

Tab. 6: Detailplanung Kursprogramm Woche 1 und 2 (eigene Darstellung)

Woche	Kurs-einheit	Hauptthema der Kurseinheit	Lernziele	Lerninhalte	Umsetzungs-aspekte
1	1 KE	**Erstes kennen-lernen und Ausdauer- te-stung**	**Theorie:** - Gegenseitiges kennenler-nen - Vertrauen schaffen - Einstimmung auf die Kurs-einheit **Praxis:** - Gegenseitiges kennenler-nen in spielerischer Form - erste Erfahrung sammeln - das eigene Leistungsniveau kennenlernen	**Theorie:** - Begrüßung - Vorstellung des Kursleiters, der Ziele, Inhalte und Organisation des Kurses - Anwesenheitskontrolle der Teil-nehmer - Vorstellungsrunde der Teilnehmer - Ausfüllen des Gesundheitsfrage-bogens - Geräteeinweisung **Praxis:** - Aufwärmen: Kennenlernspiel - Hauptteil: Ausdauertest nach WHO - Abwärmen: Auslaufen auf dem je-weiligen Ausdauergerät	**Organisationsformen:** - Frontalunterricht - Gesprächsrunde - Gruppenorientiertes Trai-ning **Medien:** - Musikanlage und Musik **Hilfsmittel:** - Stühle & Tische - Flipchart - Unterlagen (Handout, Anwe-senheitsliste, Fragebogen) - Ausdauertestgeräte (Cross-trainer, Fahrradergometer) - Equipment (Bälle)
2	2 KE	**Individuelle Be-lastungsdo-sier-ung des gesund-heits-orientierten Ausdauertrai-nings**	**Theorie:** - Verbindung praktischer Be-wegungserfahrung mit the-oretischem Wissen - Eigenverantwortliche Aufga-ben übernehmen **Praxis:** - Geeignete Trainingsme-thode finden	**Theorie:** - Feedbackrunde zur ersten Kurs-einheit - Kennenlernen verschiedener Ausdauer-Trainingsmethoden (intermittierend, extensiv, inten-siv) - Erklärung der Teilnehmer-Aktiv-Aufgaben für Zuhause - Erklärung und Demonstration der Dehnübungen	**Organisationsformen:** - Frontalunterricht - Diskussion - Gruppenbasiertes Training **Medien:** - Musikanlage und Musik **Hilfsmittel:** - Stühle & Tische - Flipchart

	- Förderung der Körperwahrnehmung und erlernen der Dehnübungen	**Praxis:** - Aufwärmen: Einlaufen auf dem jeweiligen Cardio-Gerät - Hauptteil: Durchführen der ausgewählten Trainingsmethode je nach Individuum unter Anleitung - Abwärmen: Statisches dehnen	- Unterlagen (Handout, Teilnehmer-Aktiv-Aufgaben, Anwesenheitsliste) - Ausdauergeräte (Crosstrainer, Fahrradergometer) - Gymnastikmatten

Tab. 7: Detailplanung Kursprogramm Woche 3 und 4 (eigene Darstellung)

Wo-che	Kurs-einheit	Hauptthema der Kurseinheit	Lernziele	Lerninhalte	Umsetzungs-aspekte
3	3 KE	**Gesundheitsför-der-liche As-pekte von Aus-dauertraining**	**Theorie:** - Gesundheitsbewusstsein hervorrufen und eigene Grenzen minimieren - Bedürfnis hervorrufen **Praxis:** - Erlernen der einzelnen Übungen - Förderung der Kraftausdauererfähigkeit - Förderung der Körperwahrnehmung und erlernen der Dehnübungen	**Theorie:** - Feedbackrunde (Teilnehmer-Ak-tiv-Aufgaben) - Bewegungsempfehlungen BzGA - Folgen von Bewegungsmangel - Positive Aspekte und Anpassun-gen des Körpers durch Ausdau-ertraining - Erklärung und Demonstration der Dehnübungen **Praxis:** - Aufwärmen: Dynamisches deh-nen - Hauptteil: Ausdauerzirkel - Abwärmen: Statisches dehnen	**Organisationsformen:** - Frontalunterricht - Diskussion - Gruppenbasiertes Training **Medien:** - Musikanlage und Musik **Hilfsmittel:** - Stühle & Tische - Flipchart - Unterlagen (Handout, Teil-nehmer-Aktiv-Aufgaben, Anwesenheitsliste) - Equipment Ausdauerzirkel: Hanteln, Kettlebells, Step-Bretter, Bälle - Gymnastikmatte
4	4 KE	**Alltagstransfer**	**Theorie:** - Kennenlernen ganzheitli-cher Trainingsformen - Barrieren identifizieren **Praxis:** - Körperwahrnehmung stei-gern - Belastungsgrenzen kennen-lernen	**Theorie:** -Feedbackrunde über die Verän-derung des eigenen Gesund-heitsbewusstseins - Transfer von Bewegung in den Alltag und Barrieren - Exkurs: Faszien **Praxis:** -Aufwärmen: Dynamisches deh-nen	**Organisationsformen:** - Frontalunterricht - Diskussion - Gruppenbasiertes Koordina-tions- und Ausdauertrai-ning **Medien:** - Musikanlage und Musik **Hilfsmittel:** - Stühle & Tische

17

- Hauptteil: Ausdauerzirkel mit gesteigerter Intensität - Abwärmen: Übungen mit der Faszienrolle	- Flipchart - Unterlagen (Handout, Teilnehmer-Aktiv-Aufgaben, Anwesenheitsliste) - Equipment Ausdauerzirkel: Hanteln, Kettlebells, Step-Bretter - Gymnastikmatte, Faszienrolle

Tab. 8: Detailplanung Kursprogramm Woche 5 und 6 (eigene Darstellung)

Woche	Kurseinheit	Hauptthema der Kurseinheit	Lernziele	Lerninhalte	Umsetzungsaspekte
5	5 KE	**Individuelle Gesundheitsziele**	**Theorie:** - Ziele definieren - Selbstständig Maßnahmen planen und aktiv werden - Förderung der Eigenreflexion **Praxis:** - Förderung der Körperwahrnehmung und Reaktionsfähigkeit - Gesteigerte Leistung im Re-Test	**Theorie:** - Feedbackrunde über Umsetzung im Alltag - Besprechen der Teilnehmer-Aktiv-Aufgaben - Ermittlung und Formulierung der individuellen Ziele und von Maßnahmen - Exkurs: Koordination **Praxis:** - Aufwärmen: Koordinationstraining Schwerpunkt: Reaktionsfähigkeit - Hauptteil: Re-Test IPN nach 1 Monat - Abwärmen: Übungen mit der Faszienrolle	**Organisationsformen:** - Frontalunterricht - Diskussion - Gruppenbasiertes Training **Medien:** - Musikanlage und Musik **Hilfsmittel:** - Stühle & Tische - Flipchart - Unterlagen (Handout, Teilnehmer-Aktiv-Aufgaben, Anwesenheitsliste) - Testgeräte und Testunterlagen - Bälle in verschiedenen Größen - Gymnastikmatte, Faszienrolle
6	6 KE	**Körperliche Aktivität und psychische Gesundheit**	**Theorie:** - Verbindung von körperlicher Beanspruchung mit positivem emotionalen Erleben - Gemeinschaft erleben und stärken **Praxis:** - Kennenlernen der extensiven Ausdauermethode	**Theorie:** - Feedbackrunde über die Umsetzung der geplanten Maßnahmen - Einfluss von körperlicher Aktivität auf die psychische & physische Gesundheit - Exkurs: Ruheherzfrequenz, Trainingsherzfrequenz	**Organisationsformen:** - Frontalunterricht - Diskussion - Gruppenbasiertes Training **Medien:** - Musikanlage und Musik **Hilfsmittel:** - Stühle & Tische

- Veränderungen der Herzfrequenz wahrnehmen

Praxis:
- Aufwärmen: Gruppenspiel
- Hauptteil: Gerätegestütztes Ausdauertraining extensiv
- Abwärmen: Auslaufen auf dem Ausdauergerät

- Flipchart
- Unterlagen (Handout, Teilnehmer-Aktiv-Aufgaben, Anwesenheitsliste)
- Bälle und Seile
- Ausdauergeräte (Crosstrainer, Fahrradergometer)

Tab. 9: Detailplanung Kursprogramm Woche 7 und 8 (eigene Darstellung)

Woche	Kurs-einheit	Hauptthema der Kurseinheit	Lernziele	Lerninhalte	Umsetzungs-aspekte
7	7 KE	Hindernisse und erfolgreiche Über-windung	**Theorie:** - Förderung der Handlungs-kompetenz - Offen über Schwächen re-den **Praxis:** - Kennenlernen der intensi-ven Ausdauermethode - Veränderungen der Herz-frequenz wahrnehmen - Förderung der Körperwahr-nehmung und des Gleich-gewichts	**Theorie:** - Feedbackrunde über eigene Bar-rieren - Was ist Selbstwirksamkeit? - Wie kann Selbstwirksamkeit ge-steigert werden? **Praxis:** - Aufwärmen: Koordinationstraining Schwerpunkt: Gleichgewicht - Hauptteil: Gerätegestütztes Aus-dauertraining intensiv - Abwärmen: Auslaufen auf dem Ausdauergerät	**Organisationsformen:** - Frontalunterricht - Diskussion - Gruppenbasiertes Training **Medien:** - Musikanlage und Musik **Hilfsmittel:** - Stühle & Tische - Flipchart - Unterlagen (Handout, Teil-nehmer-Aktiv-Aufgaben, Anwesenheitsliste) - Bosuball, Tennisbälle - Ausdauergeräte (Crosstrai-ner, Fahrradergometer)
8	8 KE	Dauerhaft aktiv bleiben	**Theorie:** - Vernetzung des Kurspro-gramms mit Folgeangebo-ten - Förderung der Handlungs-kompetenz - Ansporn zu eigenständigem Training **Praxis:** - Selbstständiges trainieren	**Theorie:** - Feedbackrunde: Fazit über den Kurs - Vorstellung von Folgeangeboten - Informationsmaterial & Adressen aushändigen - Grundlagen zum Training im Freien - Aufzeigen von Trainingsmöglich-keiten ohne Trainer und Equipment	**Organisationsformen:** - Frontalunterricht - Diskussion - Gruppenbasiertes Training **Medien:** - Musikanlage und Musik **Hilfsmittel:** - Stühle & Tische - Flipchart

- Gefühl entwickeln für eine passende Trainingsbelastung	**Praxis:** - Aufwärmen: kurze Sprints im Freien - Hauptteil: Ausdauerlauf im Freien - Abwärmen: Auslaufen im Freien	- Unterlagen (Handout, Teilnehmer-Aktiv-Aufgaben, Anwesenheitsliste, Informationsmaterial) - Stoppuhr

4 Dokumentation und Evaluation des Kursprogramms

Zur Überprüfung der Qualität der Maßnahme sowie zur kontinuierlichen Weiterentwicklung des Kurskonzeptes dient die Evaluation des Programms. In diesem Fall wird der Fokus auf die Ergebnisevaluation gelegt, das heißt auf die Ergebnisse und Wirkungen. Um die Wirksamkeit effektiv zu überprüfen, werden in der folgenden Tabelle vorab definierte Ziele sowie festgelegte Zielkriterien erfasst. Ebenfalls wird dargestellt, mittels welcher Erhebungsmethoden und -instrumente die Maßnahmen unter Angabe des Zeitpunktes erhoben werden.

Tab. 10: Evaluation der übergeordneten Ziele (eigene Darstellung)

Übergeordnetes Kursziel	Messbares Interventionsziel	Zielindikator	Erhebungs-methode	Erhebungs-instrument	Messzeit-punkte (t)
Steigerung des körperlichen Aktivitätsverhaltens	Steigerung der körperlichen Aktivität mit moderater Intensität auf mindestens 150 Minuten pro Woche	- Empfehlungen der BzGA: 150 Minuten körperliche Aktivität mit moderater Intensität	Standardisierte schriftliche Befragung	Freiburger Fragebogen zur körperlichen Aktivität	T_0= 1 Woche vor Kursbeginn t_1 = letzte Kurseinheit nach 8 Wochen
Stärkung des Gesundheitsverhaltens	Die Teilnehmer weisen ein erhöhtes Wissen auf, welches ihr Gesundheitsverhalten positiv beeinflusst	Besseres Ergebnis im Re-Test als im Ausgangstest	Standardisierte schriftliche Befragung	Fragebogen zur Erfassung des Gesundheitsverhaltens	T_0= 1 Woche vor Kursbeginn t_1 = letzte Kurseinheit nach 8 Wochen
Senken der Ruheherzfrequenz	Die Ruheherzfrequenz senkt sich um 2 Schläge pro Minute	Wert der gemessenen Ruheherzfrequenz	Physiologische Messung	Herzfrequenzuhr	T_0= 1. Kurseinheit t_1 = 4. Kurseinheit t_2= 8. Kurseinheit

5 Literaturverzeichnis

Bode, H., Schröder, H., Waltersbacher, A. (2008). *Heilmittel-Report 2008: Ergotherapie, Logopädie, Physiotherapie: eine Bestandsaufnahme.* Stuttgart: Schattauer Verlag.

Bundeszentrale für gesundheitliche Aufklärung (2016). Nationale Empfehlungen für Bewegung und Bewegungsförderung. Forschung und Praxis der Gesundheitsförderung – Sonderheft,03, 18.81.

Dulgosch, G. E., Krieger, W. (1995). Fragebogen zur Erfassung des Gesundheitsverhaltens. Frankfurt: Swets Test Services.

Dahlgren, G. & Whitehead, M. (2007). Policies and strategies to promote sozial cuity in health. Stockholm: Institute for future studies.

Finger, J. D., Mensink, G., Lange, C. et al. (2017). Gesundheitsfördernde körperliche Aktivität in der Freizeit bei Erwachsenen in Deutschland. Journal of Health Monitoring, 2, 37-44.

Frey, I. Berg, A., Gratwohl, D. & Keul, J. (1999). Freiburger Fragebogen zur körperlichen Aktivität – Entwicklung, Prüfung und Anwendung. Sozial- und Präventivmedizin, 44, S. 55-64.

Geene R. & Reese M. (2017). Handbuch Präventionsgesetz: Neuregelungen der Gesundheitsförderung. Frankfurt am Main: Mabuse-Verlag.

GKV-Spitzenverband. (2018). Leitfaden Prävention Handlungsfelder und Kriterien nach § 20 Abs. 2 SGB V. Leitfaden Prävention in stationären Pflegeeinrichtungen nach § 5 SGB XI. Zugriff am 14.03.2020. Verfügbar unter: https://www.gkv-spitzenverband.de/media/dokumente/presse/publikationen/Leitfaden _Pravention_2018_barrierefrei.pdf

Haskell, W. (2000). Sport, Bewegung und Gesundheit. Orthopäde, 29, 930-935.

Heidrich, J., Wellmann, J. Hense, H. et al. (2003). Klassische Risikofaktoren für Herzinfarkt und Gesamtsterblichkeit in der Bevölkerung. Zeitschrift für Kardiologie, 92, 445-454.

Muster, M. & Zielinski, R. (2006). Bewegung und Gesundheit: Gesicherte Effekte von körperlicher Aktivität und Ausdauertraining. Darmstadt: Steinkopff Verlag.

Rabast U. (2018). Bewegungsmangel. In: Gesunde Ernährung, gesunder Lebensstil. Zugriff am: 20.02.2020. Verfügbar unter: https://doi.org/10.1007/978-3-662-56512-4_5

Voelker, C. (2011). Didaktik und Methodik für Bewegungsgruppen. Berlin: Cornelsen Verlag.

6 Abbildungs- und Tabellenverzeichnis

6.1 Abbildungsverzeichnis

Abb. 1: Einflussebenen der Gesundheit (Dahlgren & Whitehead, 2007, S. 11)

6.2 Tabellenverzeichnis

7 Anhang

Anhang 1: Freiburger Fragebogen zur körperlichen Aktivität

Fragen zur körperlichen Aktivität

Bitte beantworten Sie die folgenden Fragen zur körperlichen Aktivität für den Zeitraum vor Beginn Ihrer Rehabilitation.

		ja	nein
1.	Sind Sie berufstätig (auch Hausfrau) oder in Ausbildung?.........	☐1	☐2

Wenn ja, welche Tätigkeiten beinhaltet Ihr Beruf/ Ihre Ausbildung hauptsächlich?

sitzende Tätigkeiten (z.B. Büro, Student...)	mäßige Bewegung (z.B. Handwerker, Hausmeister, Hausfrau...)	intensive Bewegung (z.B. Postzusteller, Wald- und Bauarbeiter...)
☐1	☐2	☐3

2. Waren Sie in der <u>Woche vor Beginn Ihrer Reha</u> zu Fuß unterwegs,

		ja	nein
a)	...z.B. auf dem Weg zur Arbeit oder zum Einkaufen?.................	☐1	☐2

Wenn ja, wie lange sind Sie dabei gegangen? insgesamt_____Minuten

		ja	nein
b)	...zum Spazierengehen?...	☐1	☐2

Wenn ja, wie lange waren Sie in der Woche vor Beginn Ihrer Reha spazieren?   insgesamt_____Minuten

3. Sind Sie in der <u>Woche vor Beginn Ihrer Reha</u> Fahrrad gefahren,

		ja	nein
a)	...zur Arbeit oder zum Einkaufen usw.?......................................	☐1	☐2

Wenn ja, wie lange sind Sie dabei geradelt?   insgesamt_____Minuten

		ja	nein
b)	...auf dem Heimtrainer bzw. auf Radtouren?...............................	☐1	☐2

Wenn ja, wie lange sind Sie dabei geradelt?   insgesamt_____Minuten

		ja	nein
4.	Haben Sie einen Garten?...	☐1	☐2

Wenn ja, wie viele Stunden haben Sie in der Woche vor Beginn Ihrer Reha dort verbracht?   _____Stunden pro Woche

Davon waren   _____Stunden Gartenarbeit

und   _____Stunden Ruhe und Erholung

5. Steigen Sie im Alltag regelmäßig Treppen?.................................... ☐1 ja ☐2 nein

Wenn ja: _____Stockwerke, _____mal am **Tag**

6. Sind Sie im <u>letzten Monat</u> vor Beginn Ihrer Reha
geschwommen?.. ☐1 ja ☐2 nein

Wenn ja: ca. _____Stunden im **Monat** (reine **Schwimmzeit**)

7. Haben Sie im <u>letzten Monat</u> vor Beginn Ihrer Reha Sport
betrieben?.. ☐1 ja ☐2 nein
(z. B. Jogging, Fußball, Handball, Federball, Squash, Gymnastik,
Tennis,...)

Wenn ja, welchen Sport?

Beispiel:
1. _Dauerlauf_ ca. _30_ Minuten pro Woche
2. _Federball_ ca. _2_ Minuten pro Woche

1. _____ ca. _____Minuten pro Woche

2. _____ ca. _____Minuten pro Woche

3. _____ ca. _____Minuten pro Woche

4. _____ ca. _____Minuten pro Woche

8. Gehen Sie zu Tanzveranstaltungen?.. ☐1 ja ☐2 nein

Wenn ja: _____mal/ Monat, je:_____Stunden

9. Gehen Sie kegeln?... ☐1 ja ☐2 nein

Wenn ja: _____mal/ Monat, je:_____Stunden

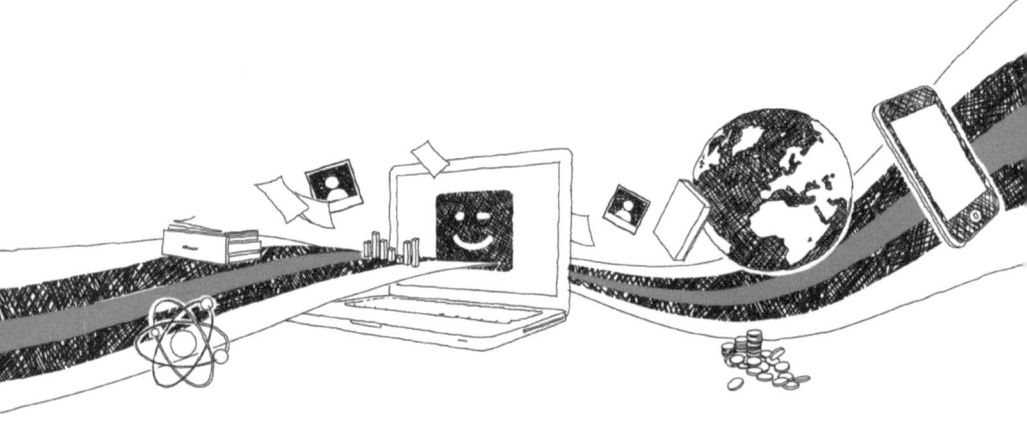
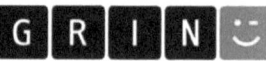